CURE RADICALE

DE LA

HERNIE SANS ÉTRANGLEMENT

CHEZ LA FEMME

PAR

Le Dr Just LUCAS-CHAMPIONNIÈRE

Chirurgien de l'hôpital Saint-Louis

Communication faite au Congrès de l'Association pour l'Avancement des Sciences

MARSEILLE, SEPTEMBRE 1891

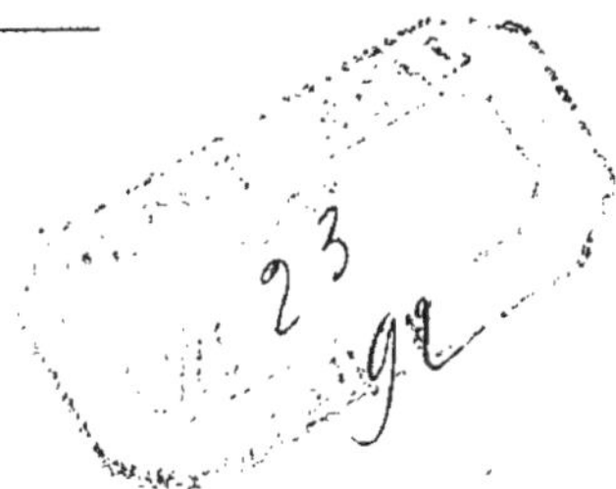

PARIS

ALEX. COCCOZ, LIBRAIRE-ÉDITEUR

11, RUE DE L'ANCIENNE-COMÉDIE, 11

1891

CURE RADICALE

DE LA

HERNIE SANS ÉTRANGLEMENT

CHEZ LA FEMME

PAR

Le Dr Just LUCAS-CHAMPIONNIÈRE

Chirurgien de l'hôpital Saint-Louis

Communication faite au Congrès de l'Association pour l'Avancement des Sciences

MARSEILLE, SEPTEMBRE 1891

PARIS

ALEX. COCCOZ, LIBRAIRE-ÉDITEUR

11, RUE DE L'ANCIENNE-COMÉDIE, 11

1891

CURE RADICALE

DE LA

HERNIE SANS ÉTRANGLEMENT

CHEZ LA FEMME

PAR

Le Dr Just LUCAS-CHAMPIONNIÈRE

Chirurgien de l'hôpital Saint-Louis

La cure radicale de la hernie non étranglée mérite pour la femme une étude particulière. Elle se présente dans des conditions assez différentes de celles que l'on observe chez l'homme, elle offre des avantages et des facilités spéciales ; enfin elle permet de remédier à une difformité plus pénible à supporter pour la femme que pour l'homme et conduisant à des dangers propres que nous avons le devoir de prévenir. Sur les deux cent cinquante-cinq cas de cure radicale de hernie sans étranglement que j'ai pratiquée jusqu'ici, j'en ai opéré trente-neuf chez la femme ; 11 ombilicales ; 17 inguinales ; 11 crurales. Sans exception, ces opérations m'ont donné une satisfaction complète. Non seulement je n'ai aucune mortalité, mais je n'ai observé aucun incident fâcheux, bien que j'aie opéré des cas d'une extrême gravité. Pour les résultats définitifs, j'ai obtenu des succès encore plus complets que pour l'homme.

Quelle que soit la variété de hernie dont une femme est affligée, sa situation au point de vue du baudage, au moins pour la jeune fille et pour la jeune femme, est encore plus pénible que celle de l'homme. La tare est grave, si bien que pour beaucoup de jeunes filles, les parents se refusent à faire porter aucun bandage. Je pourrais citer des cas où cette nécessité de porter un bandage a empêché le mariage.

Même accepté, ce port du bandage est plus difficile que pour l'homme. La femme, ordinairement plus grasse, avec une peau plus fine, est plus sujette aux excoriations ; les pressions sont plus pénibles chez elles et le bandage, entraîné par le poids des jupes, se déplace sans cesse. Même, pour la hernie ombilicale, si commune chez la femme, la valeur du bandage est généralement nulle. On peut dire que sur vingt bandages ombilicaux que l'on observe en place, il y en a 18 au moins qui n'ont aucune valeur effective, même quand ils paraissent soulager la patiente.

Même, chez les jeunes sujets, quand le bandage semble avoir déterminé la guérison, il faut beaucoup se défier de cette apparence de guérison. Après l'abandon du bandage, aux premiers efforts, à la première grossesse, la hernie reviendra. La guérison spontanée ou par le bandage n'est souvent qu'apparente, et j'en ai donné une bonne preuve en montrant que l'immense majorité des hernies inguinales de la femme avait tous les caractères de la hernie congénitale.

Les dangers créés par cette hernie sont de deux sortes : Les dangers immédiats sont les accidents herniaires rendus possibles ou aggravés par la grossesse et l'accouchement. Il ne faudrait pas se les exagérer, car on observe peu de ces accidents, tout en en rencontrant de temps en temps quelques-uns. Mais la grossesse, si elle ne donne guère d'accidents d'étranglement, aggrave souvent les conditions générales de la hernie ; et, la grossesse terminée, vous êtes en présence d'une hernie infiniment plus difficile à supporter. Pour toutes les variétés de hernie, on observe le même fait, plus manifeste encore pour la hernie ombilicale.

Mais ce sont les dangers secondaires qui sont surtout

redoutables. La hernie chez la femme est le plus souvent douloureuse, irréductible et progressive, si bien que les femmes qui les portent s'immobilisent de plus en plus, deviennent obèses, emphysémateuses; et un nombre vraiment considérable deviennent diabétiques. Au moins, j'ai été frappé, ayant eu l'occasion d'examiner avec soin au point de vue de l'opération un grand nombre de hernieux, de rencontrer des femmes diabétiques en proportion élevée. La déchéance organique qui menace la femme est plus proche et plus rapide à venir et plus grave que chez l'homme. Il y a donc urgence à opérer sans hésiter tout sujet jeune pour assurer son avenir dans la mesure du possible.

Comme argument puissant pour décider à l'intervention dans la hernie chez la femme, on doit constater que l'immense majorité des hernies sont douloureuses. J'ai démontré pour la hernie inguinale de la femme que probablement à cause de ses connexions avec les organes génitaux internes, les douleurs sont la règle, douleurs constantes dues aux tiraillements réguliers ou douleurs périodiques dues aux congestions menstruelles. La hernie crurale contient très habituellement dès le début des adhérences épiploïques qui la rendent douloureuse et particulièrement dangereuse. Quant à la hernie ombilicale, il est à peine besoin d'insister pour rappeler qu'elle constitue un supplice de tous les instants.

Il paraît facile de démontrer la nécessité d'intervenir dans la hernie de la femme pour la supprimer le plus rapidement possible. Mais il ne faut pas oublier non plus que la hernie étant pour elle une cause de déchéance organique rapide, il faut se hâter et intervenir de préférence chez des sujets jeunes si on veut conserver à l'opération tous ses caractères de sécurité. Les malades sont exposées à des dangers inutiles par des atermoiements que l'on oppose le plus souvent à l'accomplissement de la cure radicale, et la valeur de l'opération en est singulièrement compromise.

Enfin, comme argument des plus satisfaisants pour le

chirurgien, en outre de cette sécurité que peut assurer l'intervention sur des sujets qui n'ont pas subi trop d'usure organique, on peut obtenir des résultats définitifs plus solides encore que chez l'homme. La sécurité, ma statistique la montre, puisque je présente 39 cas sans accidents. Quant à la solidité des résultats, j'ai eu l'occasion de l'observer dans des circonstances même mauvaises, comme je le dirai à propos de chaque variété. Mais théoriquement, on la conçoit aisément pour toutes ces variétés. Pour la hernie inguinale, la destruction du ligament rond assure une réunion de paroi sans fissure aucune où puisse se faire une amorce de hernie ; pour la hernie crurale, si on a le soin de se porter au-dessus du fascia crébriforme en ouvrant largement les tissus fibreux, on obtient aisément une destruction de séreuse sans infundibulum et la cure est d'autant meilleure que dans presque tous les cas on a l'occasion d'enlever une masse plus ou moins importante d'épiploon adhérent. Pour la hernie ombilicale même volumineuse, les chances sont encore excellentes, car on peut habituellement disséquer très haut, extirper de l'épiploon, et la réunion de la paroi peut être faite d'une façon comparable à celle que l'on obtient après les laparotomies qui sont si habituellement suivies de l'obtention d'une paroi solide. Même on peut dire que les chances de solidité sont plus grandes que dans un grand nombre de laparotomies.

La persistance des résultats obtenus par le chirurgien est encore assurée par le mode des occupations de la femme. Pour l'homme, les chances de rupture de la paroi de défense sont dues non pas au travail musculaire régulier qui n'est pas si défavorable qu'on le pense pour la paroi abdominale, mais par les à coups violents auxquels l'expose la nature de son travail ou le désir d'affirmer sa force par des coups d'éclat. J'ai vu un boucher qui avait travaillé sans encombre, depuis assez longtemps, prendre une récidive de hernie en soulevant un quartier de bœuf. J'ai vu un autre sujet qui était resté longtemps indemne de hernie et chez lequel la récidive se fit à l'occasion d'une rixe dans laquelle il fut piétiné par son adversaire. J'ai vu une femme opérée de laparotomie chez laquelle la paroi paraissait bien solide et qui se fit une éventration en voulant soulever et emporter un cadavre. Or, ces efforts violents par à coups sont bien loin d'être aussi communs que chez l'homme, même dans la vie des femmes qui travaillent ; et la paroi nouvelle a déjà des conditions de solidité plus satisfaisantes encore que celle des hommes.

Il resterait la grossesse, qui pourrait exposer à une distension fâcheuse de la paroi. Or, nous savons déjà par l'expérience des laparotomies que les parois abdominales, même cicatricielles dans une grande étendue, résistent parfaitement à la distension de la grossesse. Mais j'ai pour ma part l'observation la plus complète et la plus curieuse en ce qui concerne une cure de hernie inguinale. Chez ma seconde opérée, en 1881, j'ai guéri une des hernies inguinales les plus volumineuses que j'aie eu l'occasion d'observer. Chez cette femme debout, la hernie descendait jusqu'au genou. La plaie laissée par l'excision de la plus grande partie du sac était fermée par 31 points de suture superficiels. Or, depuis son opération, cette femme a accouché deux fois ; sa paroi est restée parfaitement solide. On voit que j'ai bien le droit de penser que, dans des cas plus favorables, avec la longue expérience que j'ai acquise aujourd'hui et les perfectionnements que j'ai apportés nécessairement dans ma pratique, l'avenir de mes opérées est assuré en ce qui concerne la grossesse.

L'opération doit être faite chez la femme encore jeune. J'en ai pourtant quelques cas de très bons résultats obtenus après la ménopause. Mais il ne faut alors faire que des opérations nécessitées par certains accidents manifestes, douleurs violentes, accidents digestifs, altérations graves dans les fonctions, etc.

Chez la femme plus jeune, on évitera avec soin pour l'opération l'époque des règles. Ce n'est pas qu'on ne puisse agir en pareil cas, ni que la malade encourre de bien grands dangers. Mais pour cette opération, la sécurité, le calme doivent être absolus et l'époque des règles amène avec elle des douleurs qui s'aggravent de l'opération récente, une petite élévation de température qui peut préoccuper et tromper, de telle sorte que j'y prête, pour ma part, une très grande attention.

Je ne conseille pas plus les grands bains immédiatement avant ces opérations que je ne le fais pour toutes les autres laparotomies. Le nombre des femmes qui sont passagèrement enrhumées à la suite des bains est considérable et les hernieux ont une tendance spéciale au rhume.

L'emphysème est extrêmement commun chez les femmes atteintes de hernie, et on est bien obligé de passer sur cette tare pour opérer les femmes qui ont besoin d'intervention.

Le plus grand danger qui puisse être couru par l'opérée vient de la congestion pulmonaire. Il y a là des raisons plus que suffisantes pour éviter le bain préalable que tant de chirurgiens recommandent comme indispensable.

Hernie ombilicale.

Tandis que la hernie ombilicale proprement dite est peu commune chez l'homme et se rencontre surtout chez des sujets à hernie multiple, on la trouve chez la femme commune et grave, malgré une solidité générale très marquée du reste de la paroi abdominale. Rare chez l'enfant et chez la jeune fille, elle se développe chez les femmes jeunes à l'occasion de l'accouchement, et va s'augmentant d'une façon fatale. Il est à peu près impossible de la maintenir réduite suffisamment ; elle contient de l'épiploon qui force toujours en avant, puis contracte des adhérences. Enfin, la femme souffrant constamment, immobilisée par son infirmité, devient obèse et son état général s'altère en même temps que son état local. On peut affirmer que toutes les malades atteintes de hernie ombilicale sont emphysémateuses sans exception. Chez les femmes qui ne sont plus jeunes, le diabète et l'albuminurie sont très communs. Enfin, l'étranglement se produit avec une rapidité et une gravité depuis longtemps connues de tous les observateurs. Dionis recommandait aux sujets atteints de hernie ombilicale de se passer de chemise plutôt que de bandage.

En compensation de ces mauvaises conditions, pour le présent et pour l'avenir, la hernie ombilicale petite ou de moyen volume est une hernie facile à opérer et donnant des résultats solides. Les trois actes nécessaires à toute cure radicale peuvent être accomplis sous l'œil du chirurgien: 1º Destruction de la séreuse jusque dans le ventre; 2º Destruction exacte par ablation des parties contenues (de l'épiploon contenu dans la hernie et même de portions d'épiploon situées au delà); 3º Réunion solide des parois fibro-musculaires au-devant de la séreuse bien réunie.

La direction de l'incision doit se rapprocher de la verticale, mais peut varier avec la forme de la hernie. L'ouverture de la séreuse demande des précautions à cause des adhérences et de la minceur extrême du sac qui, dans bien des cas, exposerait à ouvrir l'intestin. Le traitement de l'épiploon dans le sac repéré doit se faire immédiatement. Il est souvent laborieux, même pour une petite hernie, à cause des adhérences dans les diverticules du sac. Mais en agissant lentement et en le liant par petits groupes, on arrive bien. Toutefois, on remarquera que ce n'est pas la partie existante dans le sac qui doit porter les ligatures, mais la partie située au delà, celle qui glisse libre de toutes adhérences. Là comme toujours, il faut atteindre le plus loin possible l'épiploon qui vient grossir la hernie ou qui menacera la région dans l'avenir.

La dissection du sac à l'extérieur est facile parce qu'on n'a pas d'organes importants à ménager. Au voisinage de l'anneau seulement elle devient délicate parce qu'on est exposé à entrer dans la cavité séreuse, ce qu'il faut éviter tout en séparant avec soin celle-ci des tissus fibreux que l'on réunira.

La réunion des parois du sac ramassé en pédicule se fera avec deux fils enchevêtrés s'il est possible ou avec des fils en chaîne. Ces fils toujours en catgut. La chaîne est indispensable lorsque les orifices sont très larges dans les hernies énormes, mais les deux fils croisés donnent plus de solidité.

Pour le plan fibreux, je réunis les lèvres avec le catgut, puis je ramasse une seconde fois la paroi avec un nouveau plan de fils et s'il est possible même j'en place un troisième.

La réunion de la peau n'offre pas grand'chose de particulier à noter sinon qu'on est souvent amené à faire une résection assez importante de cette peau souvent amincie et exubérante. Cette réunion est suivie d'un drainage.

L'opération ainsi faite ne doit pas présenter de graves dangers. Dans les onze cas où j'ai opéré, les suites ont été excellentes. Cependant je n'ai guère opéré que des cas détestables, des hernies d'un volume énorme. J'ai déjà cité celle qui avait 78 centimètres de tour et contenait la moitié de l'estomac, le côlon transverse, environ un mètre d'intestin grêle et 580 grammes d'épiploon que j'ai enlevé. D'autres, de proportions plus modestes, ont été encore des laparotomies de grande étendue, entre autres une hernie à deux sacs dont l'un était dans l'abdomen profondément situé et dans lequel il se produisait des phénomènes d'engouement ; pour les autres, les difficultés ou l'extrême vascularité créèrent des adhérences sérieuses.

Cependant l'accident le plus grave que j'ai observé, ce sont des accès d'étouffement assez pénibles, mais qui sont diminués par la position assise, par les ventouses, par les antispasmodiques et l'éther surtout.

Mais les suites sont merveilleuses. C'est une véritable

délivrance pour la patiente. J'engage les opérées à porter une ceinture garnie d'un petit coussinet de peluch e
sur la ligne médiane. Presque toutes ces malades aya nt
fort gros ventre, cette ceinture est une nécessité. J'ai
revu presque toutes mes opérées et sauf celle qui av ait
cette hernie géante et qui avait une tendance manifeste
à la récidive, *mais restait néanmoins dans un état satisfai-
sant*, j'ai toujours vu la guérison persister. Aussi j'estime
que sur une femme jeune une hernie ombilicale ne devrait
jamais être négligée. L'opération s'impose, il est absolu-
ment déraisonnable de laisser sans remède une difformité extrêmement pénible, qui menace la vie à tout
instant, quand il est possible d'y remédier dans des
conditions de sécurité suffisantes et d'une façon défini-
tive.

Ma statistique comprend dix cas de grosses hernies
ombilicales proprement dites et un cas de hernie épigas-
trique. Ce nombre est assez considérable si on tient
compte de la répugnance que malades et médecins mon-
trent encore pour cette opération qu'on ne vous demande
ordinairement que dans des cas détestables, lorsque les
malades sont à peu près inopérables. Aussi l'avenir
avec des cas nouveaux et meilleurs peut-il être consi-
déré comme certainement aussi favorable et plus favorable encore pour la facilité de la réparation sans incident pénible.

Hernie inguinale.

On s'est bien peu occupé de la hernie inguinale de la
femme qu'on considère presque comme une rareté, la
hernie crurale devant être plus fréquente chez elle. J'ai
le premier montré que cette hernie, au contraire, est fréquente et qu'aucune peut-être ne peut donner des résultats aussi favorables pour la cure radicale. En effet, sur
mon total général de 255 opérations de cure radicale
sans étranglement, j'ai 11 cas de hernie crurale chez la

femme, tandis que j'ai opéré 17 cas de hernie inguinale.

La hernie inguinale de la femme est le plus souvent petite, mais presque toujours douloureuse. J'ai cependant eu l'occasion d'opérer des hernies énormes, une hernie inguinale descendant au genou, mais c'est un fait très exceptionnel. Dans beaucoup de cas on vous indique la hernie comme congénitale, ou datant de la première enfance. Mais même dans les cas où on n'accuse pas la congénitalité, l'anatomie la fait presque toujours reconnaître. On constate, en effet, que dans toutes ces hernies le ligament rond joue un rôle considérable, et même pour bon nombre d'entre elles l'ovaire ou la trompe prennent à la hernie une part plus ou moins complète, et leur présence accuse le début de la lésion à l'époque de formation de la région.

Dans la presque totalité des cas on trouve lors de la dissection du sac que le ligament rond fait partie de la paroi de ce sac. En ce point la séreuse est réduite à une pellicule si mince qu'il est impossible de la détacher ; ou, pour mieux dire, une partie de la paroi est constituée par un cordon dur continu d'une part avec le ligament rond et descendant d'autre part s'insérer dans la grande lèvre.

On s'explique aisément, en constatant ces dispositions, que cette hernie en connexions intimes avec les organes génitaux profonds soit l'origine de douleurs vives et ordinairement de douleurs continues, d'où une indication capitale pour l'opération. Celle-ci devra supprimer toutes ces connexions. S'il y a des ovaires adhérents ou altérés, ils doivent être enlevés comme je l'ai fait plusieurs fois. Mais toutes les fois, sans exception, le ligament rond doit être extirpé.

Non seulement on s'assure ainsi qu'on fera disparaître une cause de douleur, mais on donne aux résultats de la cure radicale une solidité que ne permettrait aucun autre procédé. Il ne restera en effet dans la paroi abdominale aucune fissure, et les sutures perdues sur le canal pourront être exécutées d'une façon aussi complète que possible. J'ajoute immédiatement que suivant mon expérience cette résection du ligament rond n'a aucun inconvénient. Je l'ai pratiquée dans la totalité des cas et je n'en ai jamais observé de suites fâcheuses.

On peut ajouter enfin que chez la femme, en vertu d'une disposition anatomique différant un peu de celle de l'homme, la fissure de la paroi constituée par le canal se ferme plus facilement en bas, point où chez l'homme on observe une moindre épaisseur.

Comme conclusion je dirai que j'ai eu l'occasion de revoir mes opérées ou d'avoir des nouvelles de la plupart d'entre elles ; et j'ai toujours constaté une persistance irréprochable des résultats. Sur les sujets jeunes, il est impossible de retrouver, dans la région herniaire, d'autres traces de la hernie que le cordon cicatriciel que j'ai formé. La disparition de la douleur est constante. Enfin chez une femme de cinquante ans qui mourut accidentellement deux mois après une opération de ce genre et chez laquelle j'eus la bonne fortune de faire l'autopsie, j'ai constaté un effacement absolu de tout canal et de tout cul-de-sac herniaire.

Mes opérées avaient rapidement abandonné tout bandage, même la ceinture que je fais ordinairement porter quelques mois pour protéger la cicatrice jeune.

Hernie crurale

La hernie crurale chez la femme est habituellement aussi une hernie douloureuse. Cela tient surtout à ce qu'il s'y fait des épiplocèles et, dans ces épiplocèles, des adhérences intimes. Or une des causes de douleurs les plus assurées dans les hernies sont les adhérences épiploïques. Presque toujours les femmes viennent vous consulter non parce que la hernie présente un volume quelconque, mais parce qu'elles souffrent dans l'aine ou dans les reins.

Il semble au premier abord que cette hernie doive être très facile à opérer, puisqu'elle ne présente aucune des connexions qui compliquent l'opération de la hernie inguinale. Mais en opérant on reconnaît aisément que la hernie présente deux parties distinctes en quelque sorte, celle qui est en avant du fascia crébriforme et celle qui est au-dessous. Il est très facile de limiter son opération à la partie exubérante du sac qui se trouve en avant du fascia crébriforme ; on a, dans ce cas, une opération facile, rapide et parfaitement insuffisante. Il faut donc que l'anneau fibreux soit fendu largement et que la dissection soit portée bien au-delà. Cela est nécessaire pour la destruction du cul-de-sac séreux qui pour les hernies incomplètement opérées menace si souvent gravement les opérés de cure radicale. Mais cela est tout particulièrement indispensable aussi parce que les adhérences de la hernie, adhérences épiploïques et intestinales, se prolongent aussi très souvent au-dessus de l'anneau du fascia crébriforme. Dans ces cas l'opération incomplète, dont je parle, non seulement ne guérirait pas du tout la hernie, mais ne ferait pas disparaître les douleurs qui proviennent de ses adhérences.

Cet achèvement nécessaire de l'opération est quelquefois un peu difficile. De plus il vous rapproche des gros vaisseaux de la cuisse. Il y a lieu de tenir compte de ces conditions qui pourraient rendre l'opération dangereuse si on ne procédait avec les précautions suffisantes et avec une lenteur nécessaire.

Mais, ces précautions connues et prises, le pédicule séreux bien fermé par les anses de catgut enchevêtrées, on obtient très facilement la fermeture du trajet herniaire par les sutures profondes. Dès lors, la solidité est très satisfaisante, l'avenir de l'opération est assuré et la récidive a bien peu de chances de se produire même en l'absence du port de tout bandage. La douleur habituelle disparaît après une opération bien faite.

CONCLUSIONS

Cette revue rapide des opérations de cure radicale de hernie sans étranglement, qui peuvent être régulièrement faites chez la femme, donne une idée de ce que peut obtenir cette méthode appliquée avec hardiesse et persévérance. On s'est jusqu'ici assez médiocrement occupé de la femme en ce qui concerne la hernie, et cependant elle doit bénéficier de cette opération non seulement au même degré que l'homme, mais dans des conditions certainement plus favorables encore.

Bien que les variétés différentes de hernie appellent des modes un peu différents de l'intervention, on peut constater que les opérations donnent pour chaque variété des résultats également favorables.

Mais pour tous les cas il y a lieu de chercher dans la jeunesse du sujet et dans un médiocre développement de la hernie les conditions les plus satisfaisantes. Il faut opérer les jeunes sujets et délivrer le plus rapidement possible la femme des douleurs, des dangers, des incommodités ou de la préoccupation de sa hernie.

Pour elle on n'a même plus à faire quelques critiques que l'on fait encore chez l'homme ; il y a sécurité dans l'opération et résultats plus certains encore.

Aussi peut-on dire qu'avec les réserves relatives aux sujets malades et cachectiques on ne devrait jamais laisser sans cure radicale les hernies d'une femme encore jeune, quelle qu'en soit la variété.

Ces conclusions je ne les formule qu'après une longue expérience faite, et les appuie d'une statistique de trente-neuf cas sans un accident ayant donné pour toutes les opérées des résultats irréprochables.

Clermont (Oise). — Imprimerie Daix frères, 3, place Saint-André.

JOURNAL

DE

MÉDECINE ET DE CHIRURGIE

PRATIQUES

A L'USAGE DES MÉDECINS PRATICIENS

Docteur Just LUCAS-CHAMPIONNIÈRE

Chirurgien de l'hôpital Saint-Louis

RÉDACTEUR EN CHEF

ET

Docteur Paul LUCAS-CHAMPIONNIÈRE

ANCIEN INTERNE DES HÔPITAUX

Paraissant deux fois par mois par cahiers
de 48 pages et de 32 pages.

Prix annuel......... France .... 10 fr.
Etranger .... 12 fr.

RUE DE NESLES, N° 8

Clermont (Oise). — Imprimerie Daix frères, 3, place Saint-André.

www.ingramcontent.com/pod-product-compliance
Ingram Content Group UK Ltd.
Pitfield, Milton Keynes, MK11 3LW, UK
UKHW020118100726
13658UKWH00005B/2250